NOTICE MÉDICALE

SUR LES

EAUX MINÉRALES

DE POUGUES

PARIS

LIBRAIRIE DE VICTOR MASSON

PLACE DE L'ÉCOLE DE MÉDECINE

1856

NOTICE MÉDICALE

SUR LES

EAUX MINÉRALES

DE POUGUES

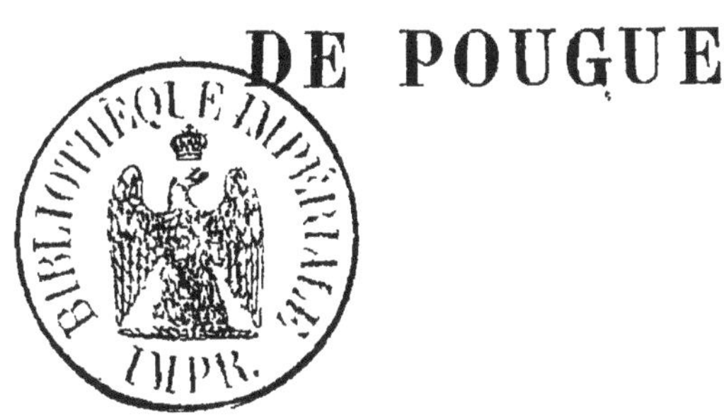

PARIS

LIBRAIRIE DE VICTOR MASSON

PLACE DE L'ÉCOLE DE MÉDECINE

1856

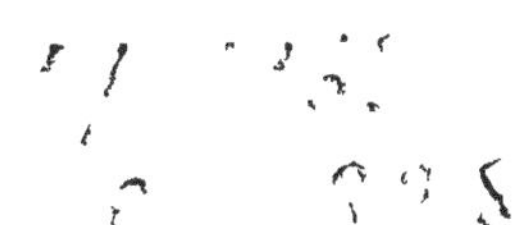

NOTICE MÉDICALE

SUR LES

EAUX MINÉRALES

DE POUGUES.

NOTICE HISTORIQUE.

Les sources de Pougues sont situées à trois quarts d'heure de Nevers par la grande route du Bourbonnais, sur la rive gauche de la Loire, au milieu d'une campagne riche et des plus salubres, dans un pays coupé de collines heureusement boisées, de larges vallées fertiles en produits variés, où l'air, chargé des principes vivifiants que lui fournissent les bois environnants, circule en liberté.

Outre les beautés naturelles de la vallée, on y trouve les magnifiques forges de Fourchambault, d'Imphy et de Guérigny, qui ne lassent jamais la curiosité des visiteurs.

Aussi, tous les voyageurs qui ont visité Pougues s'accordent-ils à regarder cette petite ville comme un séjour privilégié.

Des restes de briques à rebord, des fragments de colonnes, des débris de marbres étrangers, portant l'empreinte de leur siècle et de leur origine, ont montré aux archéologues que les fils de Rome, si fanatiques des eaux minérales, étaient aussi venus à Pougues.

Le moyen âge, comme partout ailleurs, n'a pas laissé de traces de son passage, et il faut arriver à Henri III pour voir les eaux minérales de Pougues entrer en faveur : « Mon bien aimé Miron, dit un jour le roi à son » premier médecin, *je me sens tout envoussé* (ensor- » celé.) » « Sire, répondit ce dernier, les sorciers qui » rendent votre majesté malade ne sont pas de ceux » qui se servent de grimoires ; je suis aussi grand sor- » cier qu'eux, j'ai une eau merveilleuse qui jaillit des » sources de Pougues ; buvez-en et vous guérirez. » (*Histoire du Nivernais.*)

Henri, dans l'intérêt de sa santé, obéit à son médecin, vint à Pougues, et s'en retourna guéri.

Catherine de Médicis y vint également quelques années plus tard, et sa reconnaissance pour le bien que lui procurèrent les eaux fut si vive, qu'elle fit bâtir un couvent près de la principale source. Cet établissement a disparu, mais il reste une inscription qui témoigne du sentiment qui détermina sa construction.

Il ne faudrait pas croire que ces pèlerinages royaux à Pougues fussent isolés ou spontanés ; les rois y avaient été précédés et y furent suivis par leurs sujets ; ils n'y vinrent que sur la recommandation de médecins qui connaissaient la valeur des eaux, et avaient recueilli à leur égard des observations qui pourraient encore aujourd'hui servir de modèle ; c'est vers cette époque

que furent écrits les traités spéciaux de Pidoux et de du Fouilloux, ouvrages où figurent un grand nombre de faits estimables par la précision d'un diagnostic motivé et de déductions sur l'efficacité des eaux de Pougues.

A une époque un peu plus rapprochée de nous, Jean Blanc, dans son *Histoire générale des eaux de France*, s'exprime ainsi : « *Comme les sources de Pougues sont* » *les premières potables médicamenteuses, j'ai jugé à* » *propos d'en traiter tout d'abord.* » Puis suit un éloge justifié par des faits cliniques.

Deux autres médecins, Costel et Raulin, ont, à peu d'années de distance, écrit dans un esprit semblable l'apologie des eaux qui nous occupent. Enfin, pour clore cette série de citations, nous devons mentionner l'œuvre du docteur Conrade, qui, cédant au genre littéraire de son époque, publia *l'Hydre Pougoise*, sorte d'allégorie médicale, où les maladies de la femme sont rangées sous sept chefs, dont les eaux font justice. Sous cette forme mythologique l'auteur a écrit une œuvre très sérieuse renfermant les preuves d'un grand nombre de guérisons des affections utérines multiples, qui font le tourment de tant de femmes.

Les médecins du temps ayant une idée si avantageuse des eaux de Pougues, il était naturel que les malades affluassent à ces sources.

L'histoire a conservé le souvenir des plus illustres.

Henri IV vint prendre les eaux une première fois, en 1603, pour des coliques néphrétiques, puis deux autres fois pour la goutte, en 1604 et 1605.

Dans la collection de sa correspondance on trouve plusieurs lettres fort intéressantes, dans lesquelles on suit, presque jour par jour, les progrès de la guérison sous l'influence des eaux.

Ainsi, 5 juillet 1603, il écrit au landgrave de Hesse : « Afin que vous sachiez où me trouver, je vous dirai » que j'ai été assailli d'une espèce de colique néphré- » tique et *que j'achèverai demain de prendre les eaux* » *de Pougues, desquelles je vous assure que je me trouve* » *merveilleusement bien.* »

Guéri de cette maladie, Henri IV est atteint de la goutte en 1604. Il écrit à M. de Rosny : « Je vais » partir prendre les eaux de Pougues. »

12 juillet (au duc d'Épernon) : « Je continue à » prendre les eaux de Pougues. »

20 juillet (au même) : « Je prends les eaux et je vais » de mieux en mieux. »

25 juillet (au connétable) : « Mon compère, j'ay » achevé de prendre les eaux de Pougues, de quoy *je* » *me trouve merveilleusement bien.* »

Expression qui s'est déjà trouvée dans la lettre de 1603.

Enfin Henri IV revint en 1605, et il écrivait, le 4 août, à M. de Rosny : « Je n'ay pas laissé de prendre » mes eaux, que je reconnais m'estre fort utiles et » salubres. »

Ce sont là de royaux certificats dont Pougues peut se montrer fier.

Les rois Louis XIII et Louis XIV prirent également

les eaux de Pougues, et ce dernier s'en trouva si satisfait qu'il rendit un édit pour que le transport des eaux fût fidèlement accompli. A côté de ceux des chefs de l'État, des noms célèbres sont attachés à l'histoire de Pougues. Marie de Gonzague, la baronne de Retz, la duchesse de Longueville, Madame de Montespan, le prince de Conti, vinrent à ces sources et y laissèrent des traces de leur reconnaissance.

C'est le prince de Conti qui fit planter la belle avenue de tilleuls qui conduit aux sources, et qui fit dessiner le parc.

A si noble compagnie, il fallait pour directeur des eaux un homme illustre. Ce poste fut confié à Maître Adam le menuisier, poëte de Nevers, ce Virgile au rabot, ainsi qu'on l'appelait alors.

Maître Adam célébra sa bienvenue par des vers charmants, qu'on nous permettra de citer :

« Chers favoris de la mémoire,
» Adorables faiseurs de vers,
» Qui faites passer votre gloire
» Jusqu'au delà de l'univers ;
» Doctes et ravissants génies
» Qui par vos douces harmonies
» Enseignez la langue des Dieux,
» Et qui montrez dans vos volumes
» Que vous faites boire à vos plumes
» Ce qu'on peut boire dans les cieux ;
» Quittez un peu cette hypocrène
» Où vous goûtez tant de douceurs,
» Pour adorer cette fontaine
» Qui vaut bien celle des neuf sœurs. »

Cette vogue attachée aux eaux de Pougues s'est

toujours conservée aux yeux de nos célébrités médicales modernes. Et au nombre des médecins qui envoient leurs malades à Pougues, nous pouvons citer MM. Amussat, Andral, Bouillaud, Bretonneau, Blache, Cruveilhier, Louis, Leroy (d'Étiolles), Nélaton, Michon, Marjolin, Pidoux, Rayer, Ségalas, Trousseau, Velpeau, etc.

Mais il faut le reconnaître, l'établissement de Pougues était devenu complétement insuffisant; il était donc indispensable de mettre les salons, les salles de bains et le parc à la hauteur de la vogue de ses sources, et en rapport avec le comfort qui est une nécessité rigoureuse pour les malades.

Toutes les dispositions ont été combinées de manière que, ayant toujours en vue l'intérêt des personnes souffrantes, l'influence des distractions et des aspects riants de la nature ne leur fît jamais défaut.

Ajoutons qu'on arrive déjà à Pougues en sept heures par le chemin de fer de Paris à Nevers. Le trajet ne durera bientôt que quatre heures par le chemin concédé de Corbeil à Nevers, avec prolongement sur Lyon.

Il y aura une station à Pougues, qui se trouvera ainsi directement en contact avec toute la France, et nous insistons sur cette circonstance, parce qu'elle aura pour effet d'épargner aux malades les fatigues d'un long voyage et de les laisser, par la rapidité des communications, en contact journalier avec leurs intérêts de famille et d'affaires.

ANALYSE CHIMIQUE

ET PROPRIÉTÉS GÉNÉRALES.

Pougues possède deux sources : la plus ancienne, dite de Saint-Léger, est destinée à la boisson ; ses eaux, dont la captation va être rendue plus parfaite, sont très abondantes en tout temps de l'année; la deuxième, découverte en 1833, sert à l'administration des bains.

L'eau pour la boisson est froide et très gazeuse ; sa température est de 12 degrés, sa pesanteur spécifique de 1003°,12; examinée à la source, elle paraît en ébullition; le bouillonnement est produit par le dégagement d'acide carbonique qui s'y rencontre en grande quantité ; puisée dans un verre, elle est limpide, inodore, de saveur aigrelette piquante, alcaline.

Autrefois ces eaux ont été analysées par Duclos, Geoffroy, Costel et Hassenfratz.

MM. Boullay et Henry ont entrepris, en 1837, une nouvelle analyse, et ont ainsi établi la composition de l'eau de Pougues, dans l'annuaire des eaux de la France, publié en 1853 par ordre du ministre du commerce.

Analyse des Eaux de Pougues par MM. Boullay et Henry.

Acide carbonique	0,33
Bicarbonate de chaux	1,3269
— de magnésie	0,9762
— de soude avec traces de strontiane	0,6362
— de fer	0,0206
Sulfate de soude	0,2700
Sulfate de chaux	0,1900
Chlorure de magnésium	0,3500
Acide silicique et alumine	0,0350
Phosphate de chaux et d'alumine, traces glairine	0,0300
	3,8349

En lisant cette analyse on voit que l'eau de Pougues rentre dans la classe des acidules calcaires, et sa désignation de calcaire vient des bases prédominantes, qui sont la chaux et la magnésie. Toutefois, comme elle contient un carbonate de soude, elle se confond par ce côté avec les eaux minérales acidules alcalines, ainsi désignées parce que la base dominante est la soude. Nous pouvons donc comparer les eaux de Pougues avec quelques-unes des eaux alcalines le plus en réputation. Du reste, cette distinction des eaux acidules en alcalines et en calcaires n'existe pas dans tous les traités; tel est celui de Patissier où l'on ne trouve que la distinction d'acidules thermales ou froides.

CONTREXÉVILLE (Collard de Martigny).

Sulfate de chaux	1,079
— de magnésie	0,022
Sous-carbonate de chaux	0,805
— de magnésie	0,017

Chlorure de calcium	0,038
— de magnésium	0,012
Nitrate de chaux (traces)	0,000
Silice	0,178
Matière organique	0,034
	2,487

BUSSANG (O. Henry).

Acide carbonique libre	0,41
Carbonate de soude	0,789
— de chaux	0,340
— de magnésie	0,150
— de strontiane (traces de fer)	0,017
Cyanate de fer avec traces de chlorure de sodium et de manganèse	0,078
Sulfate de soude et de chaux	0,110
Chlorure de sodium (traces)	0,000
Silicate de soude, de chaux, d'alumine	0,002
	1,486

SAINT-GALMIER. — *Analyse de* M. Henry.

Acide carbonique libre	1,20
Bicarbonate de chaux. — de magnésie	1,037
— de soude	0,238
— de strontiane	0,007
— de fer. — de manganèse	0,009
Sulfate de soude	0,079
Sulfate de chaux	0,180
Chlorure de sodium	0,216
Azotate de magnésie	0,010
Matière organique non azotée	0,024
Acide silicique et alumine	0,036
	1,886

SAINT-ALBAN (Orfila, Barruel et Soubeiran).

Bicarbonate de soude	1,213
— de chaux	0,894
— de magnésie	0,423
— de fer	0,038
Chlorure de sodium	0,032
	2,600

En ne considérant que le résultat général, qui représente la somme des principes minéralisateurs, on a :

POUGUES.	S.-ALBAN.	CONTREXÉVILLE.	S.-GALMIER.	BUSSANG.
3,8349	2,600	2,187	1,886	1,486

D'où il suit que parmi les eaux acidules celles de Pougues occupent, au point de vue que nous envisageons, le rang le plus important; on nous reprochera peut-être de les avoir comparées avec des eaux qu'on est convenu d'appeler alcalines ; mais nous en avions le droit pour deux motifs : le premier, c'est que, chimiquement parlant, elles sont réellement alcalines, et que, sous le rapport médical, elles le sont encore, puisqu'on voit les urines devenir alcalines après quelques jours de leur administration.

En résumé, nous avons eu pour but de prouver, au moyen d'analyses faisant autorité, que si le nombre et la somme des principes minéralisateurs ont une grande importance pour la détermination et le classement d'une eau minérale, celle qui nous occupe mérite la meilleure place.

Pour nous conformer à un usage qu'on ne nous

pardonnerait pas d'enfreindre, nous allons chercher à expliquer les propriétés curatives des eaux de Pougues à l'aide des principes salins qu'elles renferment ; mais nous devons confesser qu'après avoir montré qu'elles sont acidules alcalines, à bases terreuses, nous trouverions plus vrai de dire que, comme pour toutes les autres sources, nous ignorons s'il faut rapporter telle ou telle de leurs propriétés plutôt à un sel qu'à un autre.

CONSIDÉRATIONS GÉNÉRALES.

Les sels auxquels on doit accorder la plus grande somme d'action sont les carbonates de chaux et de magnésie. Nous sommes conduits à cette conclusion par induction d'un fait avéré, savoir, que les sels à base de chaux ou de magnésie, ont été de tout temps employés avec le plus grand avantage contre certaines affections chroniques de l'estomac ou de l'intestin, les maladies du foie, la gravelle, et sans jamais produire aucun des troubles que causent souvent les sels à base de soude ou de potasse. En effet, un des inconvénients des eaux où ces derniers se trouvent en notable quantité (Vichy, Néris, Bussang), est de ne pouvoir se prêter à un usage un peu prolongé, sans amener des troubles du côté des voies digestives. C'est un fait d'observation qu'il faut reconnaître sans être cependant complétement de l'avis de M. Magendie quand il écrit : « Si la quantité du bicarbonate de soude dépasse 24 ou 36 grains dans les vingt-quatre heures, le plus souvent l'estomac est dérangé de ses fonctions, et des vomissements surviennent quelquefois; il n'est d'ailleurs pas rare que ces accidents arrivent même quand la dose n'a pas été aussi considérable (*Dict.* en 15 vol.)

L'usage des carbonates de chaux et de magnésie, ainsi que des eaux qui les contiennent, peut être prolongé sans que l'on voie se manifester l'action débilitante qui accompagne l'administration prolongée des mêmes sels à base de soude et de potasse. L'importance de l'action débilitante de ces derniers a été signalée d'une façon particulière comme méritant la plus grande attention. Pris à haute dose et pendant longtemps, ils influent sur la composition du sang qui se décolore, devient plus fluide, et se rapproche ainsi de celui de la chlorose ou de la chloro-anémie (pâles couleurs); aussi survient-il de la pâleur des muqueuses de la peau, puis à un degré plus élevé, des hémorrhagies passives, de la bouffissure, ou un amaigrissement considérable.

C'est en effet un privilége de l'eau de Pougues de se conduire au milieu de l'économie comme le font les eaux alcalines, sans en avoir les inconvénients. Pendant tout le temps que les malades la boivent, leur économie est saturée d'alcali, puisque l'urine, qui dans ce cas peut être considérée comme l'indice de ce qui se passe dans l'organisme, se montre constamment alcaline. Mais cet état d'alcalinisation générale n'a jamais eu de conséquence fâcheuse. Sans lui accorder une importance bien grande, nous la constatons parce qu'elle devrait suffire aux yeux de ceux qui croient aux théories sur le défaut d'alcalinité, à la diathèse acide, pour justifier l'efficacité des eaux de Pougues en principe comme elle l'est en effet.

Quant à nous, nous croyons que, même en admettant une diathèse acide, l'alcalinité d'une eau minérale ne peut rendre compte de sa vertu curative. En effet, dans ces conditions, l'eau minérale pourra, par sa présence, corriger actuellement le défaut d'alcalinité. Mais en atteignant ce but qu'aura-t-elle obtenu ? Elle aura simplement modifié le produit d'une ou de plusieurs fonctions perverties. Elle pourra reproduire le même effet chaque jour, à chaque instant de son administration, et les fonctions rester toujours déviées. Si bien que peu de temps après qu'on aura cessé l'administration de l'eau alcaline, on devra voir reparaître les signes indicateurs de l'affection contre laquelle on la donnait.

Tel est le seul raisonnement auquel se prête l'administration des eaux alcalines données contre le défaut d'alcalinité du sang. Pourtant le résultat n'est pas toujours celui auquel il conduit; il arrive en effet qu'après l'administration des eaux alcalines, les maladies telles que le diabète, la gravelle, la goutte, sont guéries au moins pour longtemps; ce qui indique que leur cause première a été modifiée, que la ou les fonctions perverties dont elles dépendent ont été redressées, en un mot, que l'économie a été sous l'influence de l'eau minérale replacée dans les conditions normales de la santé, résultat qu'on ne peut s'expliquer par l'intervention de réactions chimiques.

A la suite des bicarbonates à base de chaux, de magnésie ou de soude, il faut tenir un grand compte de celui à base d'oxyde de fer. C'est à la présence de ce sel, et à sa réduction en sous-carbonate par la perte d'acide carbonique à l'air libre, qu'est due la coloration jaune rougeâtre du dépôt que laisse l'eau de Pougues en s'évaporant. Il va sans dire que ce fer joue, pendant l'administration des eaux à l'intérieur, le rôle thérapeutique, qui en fait une des substances les plus importantes de la matière médicale, agit comme tonique, comme réparateur du sang appauvri, et aide à la fabrication des globules rouges ; mais en raison de sa petite proportion il exerce cette action dans des limites très restreintes, d'où il suit que les personnes, et certes elles ne sont pas rares, qui ne peuvent supporter l'ingestion de la plus petite quantité de fer sans éprouver les chaleurs, les douleurs d'estomac de la gastralgie, peuvent prendre cette substance dans les eaux de Pougues sans en éprouver aucune espèce d'accidents.

Cette manière d'administrer le fer a permis à des médecins instruits de la composition et des bons effets de l'eau qui nous occupe, de guérir des chloroses chloro-anémies (pâles couleurs) liées à des troubles des fonctions digestives, quand d'autres confrères avaient épuisé toute la série des ferrugineux et des toniques sans faire autre chose qu'exaspérer les douleurs d'entrailles de leurs malades. Cette petite quantité de fer ne peut en rien contrarier l'action des sels alcalins de façon à inquiéter les médecins qui désireraient surtout avoir recours à l'action de ces derniers.

Les principes qui rendent une eau minérale vont tous ensemble à travers l'économie, faisant le bien sur leur route, et la somme de ces actions médicatrices constitue la vertu spécifique de la source. Tout en cherchant à se rendre compte de l'action de chacun, il faut les laisser agir dans leur ensemble, comme on fait de l'albumine, de la fibrine, des fécules, des matières grasses et fermentées qui entrent dans la composition d'un repas complet. Ces substances prises ensemble agissent mieux qu'isolément, de même des principes dominants d'une eau minérale.

Prise par des personnes en santé, l'eau de Pougues a pour effet d'exalter la muqueuse de l'estomac, de développer l'appétit et d'augmenter considérablement la sécrétion de l'urine, qui devient presque tout de suite alcaline.

Pendant les repas, coupée avec du vin ou de l'eau sucrée, elle facilite la digestion et délivre des nausées auxquelles sont sujets quelques individus, bien portants d'ailleurs. Les personnes faibles éprouvent de plus un sentiment de pesanteur à la tête avec un peu de céphalalgie, état passager qui tient à l'action de l'acide carbonique. Il y a une excitation générale marquée par de la rougeur à la peau, des bouffées de chaleur auxquelles succède un calme dont les malades ressentent un grand bien.

Outre une action locale sur le tube digestif et les organes génitaux urinaires dont nous aurons à parler, l'eau de Pougues produit au bout de 8 ou 15 jours une crise générale par la peau, l'intestin ou les reins, sans qu'on puisse prévoir par où se fera cette crise. Bordeu pensait que c'était constamment en vertu de cette action que les eaux minérales guérissaient, et qu'on devait toujours chercher à favoriser la détermination critique. Si l'idée de Bordeu n'est pas juste, eu égard à toutes les maladies, elle l'est certainement pour quelques-unes, telles que les fièvres intermittentes, les engorgements viscéraux, etc.

Cette action stimulante doit faire rapprocher les effets des eaux de Pougues de ceux de la médication excitante. Elle concorde parfaitement avec le mode de guérison des muqueuses de la vessie et des uretères qui sont surexcitées, tuméfiées d'une manière évidente. Elle explique aussi très bien la guérison de certaines dyspepsies accompagnées de gastrorrhée, qui disparaissent en passant par un état subaigu, et en suivant la loi de la médication substitutive de MM. Trousseau et Pidoux. Elle ne rend pas aussi bien compte du bien-être presque immédiat qu'éprouvent les dyspeptiques atteints de pyrosis, de gastralgie. Chez ces derniers, l'eau de Pougues passe sans éveiller aucune irritation, ils arrivent au bienfait de l'excitation générale sans avoir subi l'action excitante locale qu'aurait dû provoquer le retour à l'état subaigu.

Il faut, dans tous les cas, veiller à l'administration,

et diminuer les doses quand se manifestent les signes de l'excitation générale.

L'eau de Pougues transportée conserve exactement les mêmes propriétés qu'à sa source, et comme elle agit surtout efficacement prise en boisson, elle peut être prescrite et administrée à domicile à tous les malades dont l'état réclame son usage, avec les mêmes chances de succès que s'ils allaient la prendre à Pougues. Il en existe des dépôts dans toutes les villes, et la nouvelle administration se propose de veiller avec le plus grand soin à ce que le service d'expédition se fasse dans les meilleures conditions, pour que l'eau soit transportée dans toute sa pureté et en lui conservant une partie de sa force gazeuse qui en rend la boisson si agréable.

Dyspepsie (Digestions difficiles et pénibles).

Le mot dyspepsie, en s'en tenant à son sens étymologique, signifie *digestion* difficile. Ce qui peut avoir lieu par un simple trouble de la fonction, sans qu'il y ait lésion de l'estomac ou des autres parties du tube digestif ; ce qui se montre aussi dans des affections de l'appareil intestinal, et même dans des maladies qui ne l'ont pas pour siége.

Nous avons surtout en vue la dyspepsie, qui consiste dans le trouble de la fonction digestive, affection très commune, qui souvent simule les maladies les plus graves, résiste à tous les stomachiques, et cependant cède avec une merveilleuse facilité à l'usage de l'eau de Pougues.

La dyspepsie revêt plusieurs formes, elle peut être accompagnée d'une augmentation dans la sécrétion des liquides de l'estomac, qui sont quelquefois rejetés sous formes de vomissements très pénibles, ou bien d'une production anormale de gaz (dyspepsie muqueuse, flatulente); dans d'autres cas, en même temps que la digestion est difficile, lente, il y a des symptômes d'embarras gastrique, bouche mauvaise, amère, langue chargée d'une matière jaunâtre, teinte légèrement jaune du blanc de l'œil, du pourtour du nez et de tout le tégument externe; c'est la forme bilieuse, qui souvent s'accompagne d'un état de souffrance du foie; dans une autre classe de faits il existe au creux de l'estomac ou dans ses environs, à droite et à gauche, des douleurs de nature névralgique (dyspepsie et gastralgie).

Tous ces troubles de la digestion cèdent très bien à l'usage de l'eau de Pougues, qui suivant toute probabilité doit son efficacité à un double mode d'action, l'un local l'autre général. Le premier est dû aux carbonates de chaux et de magnésie qui, en pareil cas, jouissent d'une efficacité réelle. C'est au moins ce qu'on observe journellement pour les remèdes dont la chaux et la magnésie font la base; ainsi la poudre d'yeux d'écrevisses, la craie, l'eau de chaux, le saccharate de chaux, etc.

Sous l'influence des eaux de Pougues, la production des aigreurs est suspendue, les symptômes bilieux disparaissent ; les douleurs d'estomac se calment et s'éteignent en même temps que les chaleurs qui les accompagnaient. En outre, les fonctions naturelles de l'organe s'exaltent, la transformation des aliments et leur absorption deviennent plus faciles et plus complètes.

Le second mode d'action consiste dans l'excitation générale dont nous avons parlé.

« Cette excitation générale, dit M. de Crozant, est » indispensable quand on veut rendre ses fonctions au » principal organe de réparation, et doit être regardée » comme une condition nécessaire du traitement local » des affections gastro-intestinales chroniques. Si l'eau » de Pougues n'avait que l'avantage de modifier la mu- » queuse gastrique, elle échouerait infailliblement, car » pour que nos intestins digèrent, il faut que le besoin » de réparation soit éveillé et entretenu par l'activité » fonctionnelle de nos autres organes. L'homme dont » les organes ne travaillent pas d'une manière ou » d'autre, n'a pas besoin d'une nutrition parfaite. On » ne peut négliger en thérapeutique cette excitation » générale, sans s'exposer à de graves mécomptes. » C'est par cette heureuse et double action que je crois, » pour ma part, devoir comprendre les remarquables » effets des eaux minérales de Pougues dans le traite- » ment des dyspepsies. »

Chlorose, Chloro-anémie (pâles couleurs), diverses Névralgies.

Il existe un certain nombre d'affections que l'on

doit considérer comme des conséquences, des suites (*sequelæ*) de troubles digestifs chroniques, sinon dans tous les cas, au moins dans un bon nombre : telles sont la chloro-anémie, l'anémie, diverses espèces de névralgies. Quand de telles affections n'ont pas absolument pour cause une dyspepsie antérieure, elles sont généralement, pendant le cours de leur durée, compliquées par une affection de ce genre. M. de Crozant, médecin inspecteur des eaux de Pougues, signale un grand nombre de maladies très anciennes, très tenaces, qu'il a vues disparaître à Pougues comme par enchantement, si bien qu'on serait tenté d'attribuer cette disparition à quelque propriété spécifique des eaux, s'il n'y avait une explication plus simple. En même temps que l'état dominant, il y avait des troubles de la digestion qui rendaient impuissants tous les efforts de la thérapeutique. Combien les anciens auteurs, et Stoll en particulier, n'ont-ils pas cité d'exemples de toux opiniâtres qui ne disparaissaient qu'avec l'affection d'estomac qui les entretenait.

Toutefois, pour expliquer la disparition de la chloro-anémie, des névralgies, etc., il faut en outre faire intervenir la stimulation générale que détermine l'eau minérale, et l'action si efficace du fer qu'elle contient.

Nous avons dit, dans les généralités, combien était précieuse cette qualité des eaux de Pougues dans les cas où une irritabilité trop prononcée de l'estomac rendrait impossible l'administration de ferrugineux ou des eaux qui les contiennent en grande quantité, et nous ne pouvons nous abstenir d'insister sur ce point à l'occasion des affections que nous signalons. Il arrive tous les jours de voir des malades qui n'ont pu supporter les préparations les plus douces de fer, telles que de faibles doses de fer réduit par l'hydrogène, les dragées de lactate, ou les eaux ferrugineuses proprement dites, prendre avec succès les eaux de Pougues, éprouver un grand soulagement, et arriver à prendre sans douleur les ferrugineux contre lesquels leur estomac s'était d'abord révolté.

Affections du foie.

Immédiatement après les affections de l'estomac et de l'intestin, nous plaçons celles du foie, glande qui n'est qu'une dépendance de l'appareil digestif dans la partie supérieure duquel elle verse son produit, avec lequel elle a une très intime relation nerveuse et vasculaire. Il y a plus, c'est qu'il est maintenant démontré, par les expériences de M. Claude Bernard, que la presque totalité des matériaux de la digestion traverse le foie pour arriver dans la circulation générale, puis que les vaisseaux chylifères ne donnent accès qu'aux matières grasses émulsionnées. Il ne sera donc surprenant pour personne qu'une eau, qui devient pendant un mois et plus la boisson ordinaire et par conséquent traverse à chaque instant la substance du foie, qu'elle baigne et imprègne, doive avoir une action immense sur les maladies de cet organe.

Or, parmi les eaux minérales dont l'efficacité a été constatée en pareil cas, nous ne craignons pas de dire que celles de Pougues doivent être placées en première ligne. A quoi tient cette efficacité ? nous demandera-t-on. Nous pouvons répondre que le fait seul bien observé nous suffit ; de même qu'il nous suffit, au point de vue humanitaire, de savoir que le quinquina et les sels de quinine guérissent les fièvres de marais, bien que nous ne sachions pas dire pourquoi ou comment. Pourtant si l'on considère que les affections hépatiques sont souvent liées à des troubles prolongés de la digestion, on peut comprendre que l'eau de Pougues, en faisant disparaître ces derniers, comme nous l'avons établi, guérisse les maladies du foie. En outre, comme la somme des principes minéralisateurs traverse le foie avant d'arriver dans la circulation générale, on peut admettre que les carbonates de chaux et de magnésie communiquent aux liquides des qualités qui les rendent moins irritants pour le foie et rendent, si nous pouvons nous exprimer ainsi, la digestion hépatique plus facile. Cette explication, qui n'en est pas une dans le sens rigoureux du mot, puisqu'elle repose elle-même sur une hypothèse, a pourtant en sa faveur toutes les apparences de la vérité s'il est réel que l'ingestion d'acides, de boissons aigres, de fruits qui n'étaient pas mûrs, ait souvent suffi pour faire éclater des coliques hépatiques et l'ensemble des symptômes rapportés à l'affection calculeuse de cet organe.

S'il s'agit de la résolution des engorgements, soit du foie, soit de la rate, nous pouvons l'expliquer pour l'eau alcaline de Pougues comme on l'a fait pour les alcalins en général : Le sang perd de sa coagulabilité, l'albumine et la fibrine sont plus diffluentes, d'où il résulte que le sang, moins plastique, se meut plus librement, et que les deux éléments principaux de tout engorgement n'ont plus de tendance à s'accumuler dans le parenchyme des viscères.

Quelle que soit la valeur de ces explications, le fait reste, c'est-à-dire que les eaux de Pougues ont une action extrêmement puissante pour amener la résolution des maladies du foie.

Diabète.

On pourrait être surpris de nous voir placer cette affection immédiatement après celles du foie, et nous devons à cet égard quelques explications. A l'exclusion de toutes les interprétations qui ont été données sur la cause première du diabète, il en est une qui paraît définitivement fixer la science, plaçant la cause première de la maladie sucrée dans le trouble d'une fonction spéciale du foie.

M. Claude Bernard, professeur au collége de France, membre de l'Institut, a démontré d'une manière péremptoire, que le foie était un véritable organe sécréteur du sucre, qu'il avait la propriété d'en faire même avec des substances qui n'en contiennent pas les principes comme la chair musculaire; qu'il n'était pas, comme on voulait le prétendre, un organe collecteur de sucre provenant des matériaux de la digestion. Cette vérité physiologique a été adoptée par tous les savants qui ont vérifié et varié les expériences de M. Claude Bernard.

Cet habile physiologiste regarde le diabète comme une exagération de la fonction qu'il a découverte dans le foie, laquelle produit plus de sucre qu'il n'est nécessaire pour les besoins de la respiration et de la calorification; il place cette perversion sous l'influence du système nerveux et, pour cela, il a des raisons nombreuses, dont la meilleure est la suivante : S'il prend un animal qui n'a pas de sucre dans ses urines, et qu'il irrite avec la pointe d'un scalpel la moelle allongée au niveau de l'origine des pneumogastriques, les urines de l'animal contiennent, au bout de quelques minutes, du sucre qu'il est aisé de reconnaître et de doser. Dans cette expérience, le système nerveux étant seul intéressé, tandis que le foie reste intact, le trouble de la fonction ne peut dépendre que du système nerveux. La production exagérée, qui n'a lieu ici que d'une manière temporaire, est persistante chez les diabétiques, en raison de la persistance de sa cause, et il se trouve à chaque instant en circulation plus de sucre qu'il ne peut en être détruit, d'où il résulte que l'excès passe dans les urines comme matière excrémentitielle; le diabète, ainsi compris, rend très bien compte des phénomènes principaux de la maladie : sucre dans les urines, faim extraordinaire, abolition des forces corporelles ; affaiblissement des sens, amaigrissement général, dépérissement, etc.

En effet, non-seulement les substances alimentaires, qu'on nomme respiratoires parce qu'elles sont destinées à fournir des éléments à la respiration (fécules en général, matières sucrées), sont transformées en sucre ; mais encore les substances azotées, telles que la fibrine, l'albumine, le caséum, qui doivent réparer nos tissus, sont transformées en sucre et perdues pour la nutrition.

Cette explication du diabète est aujourd'hui presque universellement adoptée, et renverse une autre théorie fort ingénieuse, très hardie, qui servait en même temps de base à la médication alcaline. Son auteur, M. Mialhe, avec le talent qu'on lui connaît, l'a édifiée et soutenue jusqu'à ce jour. La voici en abrégé : Chez tout homme, diabétique ou non, les fécules sont transformées en glycose et en dextrine dans l'estomac par l'action de la *diastase salivaire*, découverte par M. Mialhe. Chez celui qui n'est pas diabétique la glycose est détruite en présence du liquide alcalin du sang, pour les besoins de la respiration et de la calorification. Chez le diabétique la destruction n'a pas lieu, pourquoi? *parce que le sang manque d'alcalinité*, et que sans cette condition la glycose ne peut se combiner à l'oxygène nécessaire à sa transformation.

M. Mialhe appuie cette théorie par des expériences chimiques très habilement faites.

On lui objecte *que jamais le sang ne cesse d'être*

alcalin. Il répond que dans le cas de diabète il ne l'est plus par les carbonates en présence desquels seuls la décomposition de la glycose est possible.

Survient la découverte de M. Bernard et son explication. M. Mialhe soutient que le foie n'est pas un organe créateur, mais collecteur du sucre. Mais de toutes parts viennent des preuves contraires à cette opinion.

Enfin, dans la séance de l'Académie de médecine du 29 janvier 1856, M. Poggiale lit un Mémoire reposant sur des expériences très probantes et en grand nombre, d'où il résulte comme principales conclusions que : 1° la transformation du sucre en eau et en acide carbonique n'est pas favorisée par la présence d'une proportion considérable d'alcalis ; 2° le sucre peut exister dans le sang et dans les urines, même en présence des alcalis ; 3° les alcalis du sang ne favorisent pas l'oxydation du sucre.

Comme on le voit, la théorie qui fait reposer l'existence du diabète sur le défaut d'alcalinité du sang ne peut plus être admise et avec elle s'évanouit l'explication qu'on avait donnée du mode d'action des eaux minérales alcalines, qui auraient été d'autant plus efficaces que les carbonates alcalins y auraient été plus abondants.

L'efficacité des eaux minérales dans le diabète doit être rapportée, avec MM. Bouchardat et Claude Bernard, à l'excitation générale qu'elles éveillent dans l'économie, à l'activité qu'elles impriment au mouvement de composition et de décomposition, à la tonicité toute spéciale qu'elles développent dans tous les tissus

Avec cette interprétation, qui est la vraie, on comprend comment les eaux de Pougues qui jouissent, à un haut degré, de cette propriété excitante, remontante de toutes les fonctions et de tous leurs appareils, agissent efficacement pour changer leurs modalités pathologiques et les ramener à un mode physiologique de fonctionnement. Aussi les diabétiques qui boivent de ces eaux voient-ils le sucre des urines diminuer graduellement, non pas parce qu'il est détruit dans le sang à mesure qu'il s'y montre, mais parce que le trouble nerveux qui augmente sa production, diminuant jour par jour, la quantité du sucre en excès diminue en proportion jusqu'à ce que tout soit rentré dans l'ordre. Alors les diabétiques sont guéris quelquefois radicalement, mais toujours pour un temps assez long. Il ne faut pas, du reste, s'étonner si dans une maladie de ce genre, qui est chronique de sa nature, constitutionnelle dans une certaine limite, il est nécessaire de revenir plusieurs fois au traitement efficace, dont l'usage doit être d'autant plus prolongé, que l'affection à laquelle il s'adresse est plus enracinée. En même temps qu'on prend les eaux de Pougues il est bon de suivre un traitement hygiénique et médical rationnel.

Gravelle, Catarrhe de la vessie.

Il fut un temps où Pougues guérissait très bien la gravelle, et avait, sous ce rapport, une réputation immense. A notre époque l'efficacité de la source est restée aussi merveilleuse, et pourtant le nombre des malades n'est pas comparable à ce qu'il fut autrefois. A quoi cela peut-il tenir? Ce revirement s'est opéré sous l'influence d'une théorie qui a, habilement développée, les apparences les plus séduisantes de la sévérité, de l'exactitude, et qui pourtant a conduit les chimistes à faire dès le premier pas *un jugement faux* sur lequel repose tout l'édifice. Prenant un calcul d'acide urique et le mettant dans une solution de bicarbonate de soude, ils virent qu'il y était attaqué, puis détruit, ils en induisirent, ce qui était exact, que si au milieu de l'économie ils soumettaient ce calcul à la même action il serait exactement détruit; d'où ils conclurent (et c'est ici que commence l'erreur de jugement), que le bicarbonate de soude guérissait *la gravelle*, tandis que la seule conclusion à tirer était celle-ci: le bicarbonate de soude détruit les calculs produits de l'affection désignée par le nom collectif de gravelle, qui s'applique et aux graviers et à l'état morbide qui leur donne naissance. Les médecins n'y firent pas bien attention, et adoptèrent la conclusion générale. Les médicaments et les eaux où dominent les bicarbonates de chaux et de magnésie ne furent plus employés que par ceux qui n'avaient pas subi l'entraînement. La généralité prescrivit la médication alcaline, qui fut surtout opposée au diabète, à la gravelle et à la goutte. Si les eaux de Pougues furent encore ordonnées par eux, ce fut exclusivement par égard pour le bicarbonate de soude qui entre dans leur composition.

Nous avons vu ce qu'il restait de ces théories sur le défaut d'alcalinité du sang dans le *diabète*. Il nous reste à examiner si celles sur la gravelle sont plus sérieuses et forment une base plus solide à la médication alcaline. On a rapporté la gravelle à plusieurs causes : 1° à une sorte de diathèse dont les espèces seraient aussi nombreuses que les variétés de nature des sables ; il y en a une urique, une autre phosphatique, une troisième oxalique, etc. Quant à une démonstration de ces diathèses, il n'en existe pas d'autres que celle de la présence du sable dans les urines. Une seconde hypothèse est celle qui attribue le déplacement et la précipitation de l'acide urique à la présence d'un acide libre dans l'urine. Dans l'urine il y a toujours un acide libre et de l'acide urique, il en résulte que tout le monde devrait avoir la gravelle. D'autres chimistes parlent d'une manière générale, sans préciser, d'un état acide général, que personne n'a démontré, et qui est très difficile à admettre, puisque le liquide d'où proviennent tous les autres, le sang, ne peut être autre chose qu'alcalin. Ces théories, qui manquent elles-mêmes de démonstration, ne peuvent servir à rion cxpliquer.

Suivant nous, les sables sont le résultat et non la cause de l'état morbide qui constitue la gravelle. Pour le prouver nous n'avons qu'à résumer les raisons développées par M. de Crozant dans un très remarquable mémoire.

Dans une attaque de gravelle à type intermittent les choses se passent de la manière suivante : il survient un malaise général, des douleurs dans les membres, des frissons; les urines sont *exclusivement aqueuses*, sans traces de graviers; bientôt les douleurs violentes propres à la colique néphrétique s'établissent, les urines se suppriment ou bien diminuent notablement, mais ne contiennent pas de sable; ainsi pendant trois, six, huit jours. Alors les urines commencent à charrier des mucosités filantes catarrhales qui tiennent en suspens du sable fin; c'est à ce moment que l'on voit ce dernier apparaître pour la première fois, et cette apparition, au lieu de présager une recrudescence dans les coliques néphrétiques, est au contraire le meilleur signe avant-coureur de leur disparition. En effet, les mucosités et l'acide urique, après avoir été très abondants, vont en diminuant, puis tout rentre dans l'ordre.

Les choses se passent à peu près de la même façon dans un accès de colique néphrétique survenant au milieu du type contenu de la gravelle.

Cette succession de phénomènes étant la véritable marche de la gravelle, comment se fait-il que si cette dernière est due à une diathèse d'acide urique, on ne trouve pas cette substance dans les urines dès le début de l'accès ; pourquoi faut-il attendre six, huit jours, au moment de l'apparition du catarrhe pour constater sa présence? Comment expliquer que son apparition, au lieu de coïncider avec une recrudescence des douleurs, soit le meilleur signe précurseur d'un prompt soulagement? Si l'acide urique est la cause des coliques néphrétiques, comment se fait-il qu'il existe sous forme cristallisée ou pulvérulente, dans les urines d'un si grand nombre de personnes qui n'ont jamais éprouvé la moindre souffrance de cette nature ? Si réellement l'économie est sous l'influence d'une diathèse, le sédiment doit être toujours de la même nature, car il faudrait admettre, s'il change, que l'état constitutionnel a changé, ce qui n'est pas rationnel; or, on voit souvent les sables être aujourd'hui formés par de l'acide urique et demain par des phosphates terreux, puis, par des phosphates calcaires. Ces changements de nature ne se retrouvent pas seulement pour les sédiments de la gravelle, mais même dans les calculs qui leur doivent leurs couches de nature différente.

M. de Crozant complète cette critique des théories régnantes sur la gravelle par des considérations tirées du siége, des causes, du traitement lui-même, et arrive à démontrer qu'elles sont de pures hypothèses en opposition avec les faits cliniques.

Si les alcalins guérissaient en vertu de leurs propriétés dissolvantes, le résultat immédiat de leur administration devrait être la disparition de la gravelle des urines; or c'est précisément le contraire qu'on observe, sous l'influence des eaux. Au bout de cinq à six jours on voit les douleurs reparaître ou s'exaspérer, et les malades rendent plus de sable que jamais au milieu d'une urine alcaline. « Nous pouvons, dit M. de Crozant, avancer la proposition suivante comme le résultat parfaitement exact de l'observation. Dans la très grande majorité des cas sous l'influence du traitement par les eaux minérales, le malade atteint de gravelle continue à rendre du sable, et souvent en quantité plus grande qu'avant son traitement; nous ajouterons, sans crainte d'être démenti par personne, que le résultat est identiquement le même sous l'influence des eaux, quelle que soit la composition du sable, qu'il soit acide, qu'il soit alcalin, qu'il soit composé d'acide urique ou de phosphate ammoniaco-magnésien.

Ces observations pratiques sur le mode d'action des eaux s'accordent bien avec les explications données par M. Henry sur la composition des calculs et leur destruction.

D'après ce savant, il faut reconnaître dans un calcul deux parties importantes : 1° une sorte de trame constituée par une matière animale muqueuse desséchée, qui sert de moyen d'union à l'acide ou au sel ; 2° au milieu de cette trame, emprisonnés par elle, les sables, tantôt d'acide urique, tantôt de phosphate, suivant les cas. D'après le même observateur, les eaux minérales agissent surtout sur la trame, sur la partie muqueuse desséchée, elles la ramollissent, elles la dissolvent, alors les sables manquant de leur lien naturel, se désagrégent, et le malade commence à en rendre plus que jamais.

Nous n'hésitons pas à nous ranger complétement à cette opinion, et nous pensons, avec M. Henri, que c'est en agissant sur l'élément muqueux catarrhal que s'opère la *désagrégation*, expression que doit remplacer celle de dissolution. Cette interprétation doit s'appliquer également à la gravelle, dans laquelle l'élément catarrhal joue le rôle le plus important ; c'est en faisant disparaître ce dernier, en amenant une crise vers les organes urinaires, que les eaux de Pougues guérissent si merveilleusement les affections de la nature de celle qui nous occupe, nous ne croyons pas qu'il y ait de source qui amène aussi sûrement que celle-ci la crise diurétique avec expulsion abondante de graviers et de sables ; son action même est si vive sous ce rapport, qu'il faut en modérer l'administration quand l'action critique s'est montrée.

M. de Crozant admet deux modes d'action des eaux minérales, l'un momentané, qui n'agit qu'en détruisant le produit sans modifier la muqueuse urinaire. Un second, dans lequel l'eau minérale non-seulement possède la première qualité, mais encore détruit l'état morbide de la muqueuse. Nous citons presque textuellement ce qui a trait au second, parce qu'il forme la propriété dominante des eaux de Pougues.

Le second mode est tout différent ; l'action, quoique sensible sur le produit de la sécrétion, se manifeste surtout sur l'organe ; elle augmente peu à peu la sécrétion de l'urine et provoque peu à peu une véritable crise. Les urines sécrétées en abondance emportent les mucosités et le sable, et pendant un, deux ou trois jours, elles sont chargées d'une énorme quantité de sédiment, absolument comme lorsque la nature se charge d'amener la crise qui doit guérir une attaque de gravelle, de goutte. Seulement dans ces cas, l'agent provocateur de la crise a profondément modifié les parties malades, et la tendance qu'elles avaient à sécréter le mucus en excès disparaît pour un temps plus ou moins long. Dans ce cas, non-seulement le médicament détermine l'expulsion des matières obstruantes, mais provoque une crise dont le résultat est de ramener les fonctions de la muqueuse des voies urinaires à l'état normal. C'est le mode d'action le plus commun des eaux de Pougues, et l'on comprend pourquoi elles doivent être données avec ménagement au milieu d'une attaque néphrétique.

Pendant que les malades sont en traitement, M. de Crozant leur fait prendre peu de bains, à moins d'indications particulières; souvent il a remarqué qu'ils entravaient la crise; ils font fonctionner la peau, surtout pendant les chaleurs de l'été; la sécrétion urinaire est diminuée en proportion de l'abondance de la transpiration, et l'effet diurétique se trouve compromis. En outre, l'eau de Pougues, prise en boisson, est un excitant général puissant, et il n'est point nécessaire de faire intervenir l'action sur la peau d'une eau chargée de sels.

Au printemps suivant, le malade doit suivre un traitement dépuratif, se purger, boire pendant quinze jours, trois semaines, des tisanes dépuratives : bardane, salsepareille, patience. Il est rare que le malade qui consent chaque année à prendre cette précaution au mois de mars ou d'avril, avant le temps des affections catarrhales, ait à souffrir de la gravelle. Il rendra bien comme avant des sels de toute espèce dans ses urines, acide urique ou autre, mais il n'aura pas la gravelle, c'est-à-dire qu'il ne souffrira pas des reins, et n'aura pas de coliques néphrétiques, et le sable, dans les conduits de la sécrétion urinaire, ne s'accumulera pas pour former des graviers et des calculs.

Ce que nous venons de dire de l'action des eaux de Pougues sur le catarrhe des voies urinaires qui accompagne l'excrétion des graviers, s'applique aussi bien et même mieux au catarrhe simple de ces mêmes muqueuses, tel qu'il se montre chez un grand nombre de personnes qui ont passé l'âge moyen. Soit que l'état catarrhal ait pour siége les bassinets et les uretères, soit qu'il existe seulement sur la muqueuse vésicale, les eaux de Pougues exercent sur lui leur action curative; en vertu de leurs propriétés excitantes, elles provoquent sur ces membranes une inflammation subaiguë qui augmente momentanément la quantité des mucosités, pour se terminer par une résolution complète et la cure radicale, ou au moins pour un temps assez considérable.

De la Goutte.

La discussion à laquelle nous nous sommes livrés à l'occasion de la gravelle est applicable de tout point à la goutte. Nous avons dit dans l'historique, combien était ancienne la réputation d'efficacité des eaux de Pougues contre la goutte et le rhumatisme chronique. Il a fallu, pour faire méconnaître cette efficacité et détourner un grand nombre de malades des sources qui les possèdent, l'engouement qu'a excité la théorie de la diathèse urique, combattue avec une certitude presque mathématique par les eaux à base de soude et de potasse. Or, quand on recherche les preuves de cette diathèse acide, quand on les pèse au point de vue clinique, on voit bien vite que toute cette rigueur n'a que la valeur d'une hypothèse, roule exclusivement sur la présence des graviers uriques dans les urines, sur quelques sensations d'acidité dans les premières voies, telles qu'il en existe dans toutes les dyspepsies, et n'a rien de réellement médical, Quant à la propriété curative des eaux alcalines, elle n'est nullement spéciale. Des sources qui n'en contiennent que peu ou pas, qui sont même très faibles en principes minéralisateurs, agissent aussi bien contre la goutte et la gravelle que les plus fortes sources de Vichy.

Nous ne pouvons dans un travail comme celui-ci, déterminer la nature de chaque maladie, en faisant l'étude de ses causes, de ses symptômes et de sa marche. Nous nous contenterons de dire que les goutteux qui se soumettent à l'usage des eaux de Pougues, éprouvent au bout de peu de temps la crise par les urines dont nous avons parlé; les acidités gastriques disparaissent sous l'influence probablement des sels de chaux et de magnésie. Le mouvement de composition et de décomposition s'accélère sous l'influence de ces déterminations critiques, et il en résulte une amélioration très considérable. Une première saison suffit pour amener ce résultat ; mais il est généralement très bien d'y retourner, sinon l'année suivante, au moins au bout de deux ans; c'est la pratique à laquelle se soumit le roi Henri IV. Du reste, comme l'amélioration est due aux eaux administrées à l'intérieur, il sera bon d'en boire à plusieurs reprises dans le courant de l'année qui suivra la saison que l'on aura passée à la source.

Catarrhe utérin, Pertes blanches, Granulations.

Il s'est fait, à partir de M. Récamier, un retour important vers des idées réellement médicales, au sujet de ces affections. Un grand nombre de médecins, la généralité peut-être, les regardaient comme entièrement locales, sans aucun lien avec l'état de la santé générale, et les traitaient comme telles à l'aide d'une médication exclusivement locale qui toujours échouait. Récamier enseigna que les affections utérines qui nous occupent, au lieu d'être des maladies isolées, se rattachaient presque toujours à des troubles de l'innervation et de la nutrition ; que la plupart des femmes qui les portaient étaient d'une constitution primitivement faible ou appauvrie, extrêmement excitables et nerveuses, qu'en même temps, et même avant tout autre phénomène, elles avaient éprouvé des troubles du côté des fonctions digestives, tels que la perte d'appétit, des digestions lentes et pénibles, une constipation opiniâtre, etc. ; que chez beaucoup on pouvait observer tous les symptômes de la chloro-anémie. Il vit dans ces états de souffrance la cause qui produisait et entretenait le catarrhe utérin, les pertes blanches, les granulations du col, etc.; aussi, sans négliger le traitement local, se proposa-t-il pour but de modifier la constitution.

C'est avec de telles idées que nous pouvons nous rendre compte de l'efficacité des eaux de Pougues, qui doivent leurs bons effets plus particulièrement à l'action générale excitante que nous avons signalée. Quelles que soient les substances administrées contre l'état catarrhal des muqueuses génitales chez la femme, elles ne peuvent guère agir localement, attendu qu'elles passent par les voies urinaires, et ne sont pas en contact avec la muqueuse utérine, il n'y a que les injections qui puissent agir de cette façon; mais comme il ne s'agit là que d'une application très passagère, les résultats sont de la même nature, et l'on ne peut guère compter sur ce moyen que comme adjuvant. Aussi faut-il recourir à une thérapeutique différente. L'eau de Pougues, administrée comme boisson et en bains, remplit les indications que nous avons posées; sous son influence l'énergie du système nerveux est rétablie, l'appétit renaît, la nutrition se fait plus complétement, la circulation se fait plus activement, ainsi que les fonctions qui en dépendent, et sous cette influence, toutes les sécrétions anormales des muqueuses tendent à se supprimer, celles des organes sexuels plus que toutes les autres. Pour activer ce résultat il est très avantageux d'administrer l'eau sous forme de bains, et de faire suivre chacun de ceux-ci d'une friction énergique, qui aura pour but d'activer la circulation capillaire, et d'établir ainsi une dérivation physiologique des plus salutaires.

Scrofule.

M. de Crozant étant le premier observateur qui ait constaté l'efficacité des eaux de Pougues, nous citerons textuellement le fragment suivant emprunté à un mémoire inédit.

« Pendant les années 1847-1848 et 1849, la commission administrative de l'hospice de Nevers voulut bien consentir, sur la demande que nous lui en avions faite, à nous confier une quarantaine de malades scrofuleux qu'elle avait dans ses salles depuis longtemps ; elle loua à cet effet un local pour trois ans, et y envoya ses malades passer une partie de la belle saison. Le résultat du séjour de ces malades à Pougues a été tel, que la commission s'est empressée de prolonger son bail et d'adresser à Son Exc. le ministre de l'agriculture une lettre dans laquelle elle priait M. le ministre de donner à ces faits intéressants toute la publicité qu'il jugerait convenable dans l'intérêt des malades atteints d'infirmités analogues. Son Exc. M. le ministre m'a plusieurs fois demandé la communication des faits qui servaient de base à la demande qui lui était adressée, et j'ai cru devoir la retarder, sachant que ces guérisons, pour être valables, doivent avoir la consécration du temps, et que l'Académie de médecine, consultée à ce sujet, ne pouvait reconnaître qu'à cette condition la réalité d'une guérison. J'ai attendu trois ans, et je puis aujourd'hui donner avec toute garantie les observations consignées dans ce mémoire. Les jeunes filles dont il est question ont, toutes ou à peu près, été placées dans les environs comme domestiques, filles de ferme, etc. Je les revois souvent et suis, par conséquent, parfaitement sûr des guérisons que j'ai annoncées : des quarante malades que l'hospice de Nevers m'a adressés pendant ces trois années, je ne me suis occupé dans ce compte-rendu que des vingt-neuf enfants scrofuleux, afin que ce travail fût plus simple et par conséquent plus expressif. Je parlerai ailleurs des onze autres malades (gastralgies, chlorose, fièvre intermittente, obstructions), qui pourront figurer avec les autres malades qui fréquentent habituellement la fontaine de Pougues. J'ai cru devoir donner fort en abrégé l'histoire de ces malades : les symptômes de leur maladie n'offrent rien d'intéressant pour la science, le diagnostic qu'ils expriment ne présente aucun doute, et leur simple énonciation suffit pour indiquer la gravité du mal. J'ai eu soin de noter l'époque à laquelle la maladie avait commencé, les médications qui avaient été suivies et le nombre d'années que le malade a suivi les eaux. Depuis 1849, l'hospice a continué à nous envoyer des malades, et nous avons obtenu les mêmes résultats. Nous avons eu chaque année dix ou quinze malades nouveaux dont nous ne parlerons pas ici ; notre but étant seulement, pour répondre à la demande ministérielle, de légitimer par des faits la lettre du conseil d'administration, et de ne citer que des guérisons de longue date.

» Sur ces vingt-neuf scrofuleux, nous avons obtenu, au bout de trois ans, dix-huit guérisons complètes ; sur ces dix-huit guéris, il y en a eu dix-sept de placés. Une jeune fille (Jeanne Moreau, numéro 9), une de nos remarquables guérisons, est restée à l'hospice à cause d'une dartre à la face. Sur les onze malades qui ne figurent pas parmi les guérisons, trois n'avaient passé qu'une saison (celle de 1849) ; elles ont obtenu depuis la guérison que promettait l'amélioration notable que j'ai signalée à leur départ (voir les numéros 23, 26 et 27). Trois autres n'ont pu continuer le traitement, et ont dû retourner à Nevers : deux atteintes de phthisie, une de teigne. Des cinq qui restaient comme n'étant pas guéries, une jeune fille est morte phthisique, deux autres ont obtenu leur guérison deux ans après, et deux restent, l'une avec une carie des os du pied qui semble en voie de guérison, l'autre avec un chapelet de glandes au cou. Ces deux jeunes filles, tout en restant malades, ont pris beaucoup de force, l'état général s'est considérablement amélioré, la constitution scrofuleuse a complétement disparu. On voit donc que sur les vingt-neuf malades qui nous ont été confiés, nous en avons guéri vingt-trois. C'est un résultat que je crois digne d'être noté.

» Nous voyons, d'après le relevé, que ces vingt-trois guérisons ont été obtenues : deux après trois ans, neuf après deux ans, et douze après un an ; c'est-à-dire que toutes nos guérisons ont eu lieu après un ou deux ans de traitement; les deux seuls malades qui font exception à cette règle ont été malades pendant encore deux à trois ans.

» Ces résultats remarquables sont-ils dus à une action spécifique des eaux de Pougues sur les scrofules? Je ne le crois pas; quelque puissante que soit cette action, je la crois indirecte; elle a lieu sur l'estomac et les intestins, dont elle réveille les fonctions engourdies comme toutes celles de ces natures chétives, sur la peau dont la blancheur mate annonce l'étiolement et la souffrance; elle ravive ainsi le travail des organes les plus essentiels à la vie, et permet aux véritables réparateurs de l'organisme, la nourriture, l'air, la lumière, de refaire ces constitutions délabrées. Il faut que les enfants scrofuleux soient soumis à une alimentation substantielle, à un air pur, aux bienfaits de la lumière solaire; mais il faut pour qu'ils profitent de ces immenses avantages, qu'ils aient bon appétit, qu'ils digèrent bien, que la peau remplisse bien ses fonctions. Tel est le but et le résultat du traitement que j'ai fait suivre aux malades qui m'ont été confiés.

» Une fois par jour le malade reçoit une immersion froide ou un bain froid. Tous reçoivent avant le bain ou l'immersion une douche froide de trois ou quatre minutes sur la partie malade. L'immersion est de deux ou trois minutes à dix ou douze degrés. Le bain un peu moins froid se prolonge dix minutes, un quart d'heure; on frotte les malades avec un linge très sec et un peu dur. Ils s'habillent et boivent en se promenant la quantité d'eau qui leur a été prescrite. Ils boivent ordinairement le matin trois, quatre ou cinq verres, le soir un. Il est facile de comprendre l'action de ce traitement sur les fonctions de l'organisme. Au bout de quatre à cinq jours l'appétit se fait sentir et les forces du jeune malade semblent augmenter. Cette surexcitation est quelquefois assez énergique pour qu'il faille la modérer d'abord et veiller aux accidents qu'elle pourrait produire. Je commence ordinairement par laisser le malade user du bienfait qui résulte pour lui du changement d'air, du séjour à la campagne, d'une vie, d'une alimentation nouvelles. Cette action est constante, elle dure en général dix à quinze jours. Au bout de ce temps, au moment où l'appétit diminue, je commence le traitement en allant progressivement, en faisant boire le malade et ne le soumettant que quelques jours après aux bains, immersions, etc. Il faut aussi, avons-nous dit, veiller aux accidents qui peuvent se produire : la fièvre, le dérangement d'entrailles, etc., qui disparaissent par la suspension de la médication qui les a fait naître. J'insisterai sur la nécessité d'associer les purgatifs à ce traitement et de combattre ainsi un embarras saburral qui se manifeste assez souvent. Toutes les fois qu'un enfant est soumis à une alimentation abondante, il est urgent de le purger souvent, surtout lorsque chez cet enfant l'appétit et les forces digestives sont artificiellement entretenues. Tous les huit jours ces enfants ont pris une tasse de café au séné, purgatif doux, commode à faire prendre aux enfants, et produisant trois ou quatre selles dans la matinée. Le lendemain de la purgation, le traitement ordinaire est repris.

» Pendant tout le temps qu'a duré la cure des malades, je n'ai employé aucune médication spéciale, je n'ai fait aucun traitement local. Les plaies, les glandes ont été complétement abandonnées à elles-mêmes. Je n'ai employé ni caustiques ni fondants, j'ai seulement excisé les portions de peau décollées afin d'éviter les cicatrices difformes, et fait panser avec du cérat.»

Fièvres intermittentes.

Les anciens auteurs qui traitent des eaux de Pougues ont donné parmi les suites des fièvres intermittentes la description d'hydropisies, qu'on ne retrouve plus aujourd'hui, et cela pour plusieurs causes : c'est que le traitement actuel des fièvres intermittentes est beaucoup plus efficace qu'il ne l'était autrefois, et qu'en outre les populations exposées à la fièvre intermittente sont dans des conditions hygiéniques meilleures, mieux nourries, mieux logées et mieux vêtues ; aussi la cachexie, suite des fièvres intermittentes, est-elle moins fréquente, et par là à un degré moins élevé qu'elle ne l'était à ces époques. Si de nos jours les engorgements viscéraux des fiévreux sont rarement assez prononcés pour déterminer des hydropisies, ils n'en existent pas moins, et les habitants des pays environnants viennent à Pougues avec la rate enflée et des fièvres lentes sur lesquelles le quinquina n'a plus de prise.

M. de Crozant a recueilli les observations d'un bon nombre de ces malades, et il a fait la remarque suivante : c'est que tous ceux qui n'avaient qu'une fièvre lente ont été radicalement guéris en une saison, tandis que ceux qui avaient la rate tuméfiée ont dû venir au moins deux ans de suite pour obtenir une guérison complète.

Nous arrêterons ici l'étude des maladies auxquelles les eaux de Pougues sont particulièrement applicables avec chance de succès ; nous croyons avoir suffisamment montré, dans les considérations générales, et à propos de chaque cas particulier, comment nous comprenons le mode d'action des eaux dont nous avons traité. Il nous paraît plus juste de rattacher leur vertu curative à une action excitante locale et générale, capable de modifier les fonctions et l'économie tout entière, que de recourir à des théories de combinaisons et de décombinaisons qui, très séduisantes en apparence, laissent la plupart des faits cliniques inintelligibles. On ne peut nous accuser d'avoir été contraints à suivre cette voie en présence d'une eau pauvre en principes minéralisateurs, puisque nous avons établi dès le début la richesse des sources de Pougues sous ce rapport. Si nous avons suivi cette direction d'idées, c'est qu'elle nous a paru plus médicale, plus en accord avec les faits, et que, malgré notre respect pour la chimie moderne, nous croyons qu'en médecine elle doit servir la clinique et non la dominer.

TABLE DES MATIÈRES.

FIN

www.ingramcontent.com/pod-product-compliance
Ingram Content Group UK Ltd.
Pitfield, Milton Keynes, MK11 3LW, UK
UKHW021130230726
13926UKWH00002B/718

9 782014 087079